Stoffwechsel beschleunigen

Abnehmen – Fett verbrennen – dünn bleiben

Wie Sie Ihren Stoffwechsel anregen und dauerhaft schlank bleiben

Elisa Kirchberg

Inhalt

Einleitung

Es ist immer wieder vom „Stoffwechsel" die Rede, vor allem beim Thema „Ab -" oder „Zunehmen". Der mittlerweile alltägliche Begriff, welcher sich schon im Wortschatz der meisten Menschen eingerichtet hat, beschreibt eine komplexe Körperfunktion, die elementar für unser Überleben von Bedeutung ist.

Oft wird der Stoffwechsel, welcher in Fachkreisen „Metabolismus" genannt wird, mit dem Vorgang der Verdauung verwechselt. Es stimmt zwar, dass Verdauung und eine Art des Stoffwechsels eng zusammenarbeiten, jedoch handelt es sich um je eine eigenständige Körperfunktion, die an einem Vorgang beteiligt ist. Die Verdauung ist hierbei quasi der Vorarbeiter in der Nahrungsverarbeitung, und der besagte Stoffwechsel übernimmt anschließend.

Übrigens: *Jedes Lebewesen, und ist es auch noch so winzig, verfügt über einen eigenen Stoffwechsel. Ohne diesen gäbe es kein Leben in irgendeinem Wesen.*

Wenngleich der Begriff so einleuchtend klingt, so selbstverständlich verwendet wird, ist sein Hintergrund dennoch viel mehr. Das beginnt schon dabei, dass mit „Stoffwechsel" nicht nur jener gemeint ist, welcher für die Energiegewinnung durch den Abbau von Nährstoffen sorgt, sondern der Stoffwechsel des Körpers allgemein. Es geht auch nicht nur um Gewichtskontrolle, sondern Stoffwechsel findet in allen Körperzellen, zu verschiedenen Zwecken, statt.

Und somit sind wir schon bei der grundlegenden Frage:

Was ist Stoffwechsel eigentlich genau?

Es handelt sich um einen Überbegriff, unter dem zwei Arten aufgeführt werden. Auf der einen Seite steht natürlich der „Energiestoffwechsel", auf der anderen gibt es aber auch noch den sogenannten „Baustoffwechsel".

Der Baustoffwechsel ist für den Aufbau von körpereigenen Strukturen, den Aufbau von Bestandteilen aus anderen Stoffen sowie für die Zellerneuerung – und Erhaltung zuständig. Er wird auch „Anabolismus" genannt.

Gebraucht wird er z.B. für ...

... das Immunsystem
... die Erneuerung von Blut
... den Muskelaufbau
... die Wundheilung

Beim Energiestoffwechsel, welcher im Übrigen die Voraussetzung für den Energie – bedürftigen Anabolismus ist, handelt es sich um den sogenannten „Katabolismus". Es werden im Anschluss an die Verdauung komplex aufgebaute Nährstoffe zu einfachen Stoffen abgebaut, wodurch Energie gewonnen wird, welche so leichter in die Zellen transportiert werden kann. Das bezieht sich auch auf den Abbau körpereigener Stoffe wie z.B. Fettdepots.

Es geht also beim Stoffwechsel, grob gesagt, um Auf – und Abbau von Stoffen zu bestimmten lebenswichtigen Zwecken. Beide können auch als „Phasen“ bezeichnet werden.

Nun gibt es noch weitere Unterteilungen, deren Bezeichnungen praktischerweise die Stoffe darstellen, welche im jeweiligen Vorgang verarbeitet werden bzw. um die es im jeweiligen Vorgang geht.

Man unterscheidet zwischen folgenden Arten:

Kohlenhydratstoffwechsel, Proteinstoffwechsel, Fettstoffwechsel, Mikrostoffwechsel und Vitaminstoffwechsel.

Innerhalb der jeweiligen Arten finden sowohl Kata – als auch Anabolismus statt. Die Beschreibungen sind aber allgemein gehalten.

Der Makrostoffwechsel

Kohlenhydrate, Proteine und Fette sind die 3 Makronährstoffe, die unser Körper unbedingt braucht. Und allen ist ein Stoffwechsel zu eigen.

Kohlenhydratstoffwechsel

Bei dieser Art des Stoffwechsels geht es darum, die Aufnahme, die Verarbeitung, den Abbau, den Aufbau, den Transport sowie die Ausscheidung von Nebenprodukten in Sachen „Kohlenhydrate“ zu steuern. Dieser Nährstoff ist, in einfacher und zweifacher Form, der schnellste Energielieferant von allen 3 Makronährstoffen und wird somit auch vom Körper stets bevorzugt.

Häufig fällt in diesem Zusammenhang auch der Begriff “Zuckerstoffwechsel”, was im Endeffekt dasselbe bedeutet. Jedoch sind Kohlenhydrate an sich nicht zu verteufeln, denn sie sind sehr wichtig bzw. notwendig für die Energieversorgung des zentralen Nervensystems inklusive Gehirn und der Muskelfunktion. Allerdings ist der Körper an und für sich nicht auf die Kohlenhydrate aus der Nahrung angewiesen, da er in der Lage ist, Kohlenhydrate aus anderen Stoffen selbst herzustellen. Sie sind also nicht essentiell.

Je nachdem, ob es sich um Einfach (bestehend aus nur einem Molekül) -, Zweifach (bestehend aus 2 Molekülen) - oder Mehrfach – und Vielfachzucker (lange Ketten aus Molekülen) handelt, werden Kohlenhydrate im Dünndarm über dessen Wand einfach weitergeleitet oder mithilfe von Enzymen aufgespalten und dann erst weitergeleitet. Die einfachen Moleküle werden dann in die Blutbahn befördert, wo der Transport zu den Zellen stattfindet. Die Zellen werden vom in der Leber produzierten Hormon "Insulin" aufgesperrt und die Zuckermoleküle eingelassen. Dort beginnt dann die Zelle, die Lieferung für ihre Zwecke zu nutzen. Hier findet z.B. auch Anabolismus statt.

Je komplexer die Kohlenhydrate aufgebaut sind, desto länger benötigt der Körper, sie zu verarbeiten. Je länger er braucht, desto schonender wird es für den Blutzuckerspiegel.

Einfachzucker befinden sich in Lebensmitteln wie Süßigkeiten, Obst, Weißmehlprodukten oder Honig.

Zweifachzucker finden Sie z.B. in Milch – und Malzprodukten.

Mehrfachzucker kommen beispielsweise in Knäckebrot und Zwieback vor.
- In die Kategorie des Vielfachzuckers lassen sich z.B.

Vollkornprodukte, Kartoffeln, Bohnen, Haferflocken und Mais einordnen, wobei ein Punkt hier die ballaststoffreichen Lebensmittel im Allgemeinen sind.

Achtung: *Denken Sie jetzt nicht, dass Obst ungesund sei, nur weil es mit Süßigkeiten in eine Kategorie gesteckt wird. Der Fruchtzucker gehört nun mal zu den Einfachzuckern, jedoch gibt es sowohl zuckerarme, als auch zuckerreiche Obstsorten.*

Die positiven und gesunden Eigenschaften von Obst können das dennoch relativ gut kompensieren, sodass Sie sich da keine Sorgen machen müssen.

Gemüse ist Obst trotzdem generell vorzuziehen. Experten sagen, man solle 30 g Fruchtzucker pro Tag nicht überschreiten. Mit einer Birne, einer Handvoll Trauben, einem Apfel und einer Kiwi wären Sie z.B. schon etwa an diesem Punkt angelangt. Zu den zuckerarmen Sorten gehören z.B. Papaya, Avocado oder Erdbeeren.

Und übrigens ist Honig immer noch die bessere Wahl, als Haushaltszucker, wenn ums Süßen geht. Er ist auch nicht ungesund, wenn er in Maßen genossen wird. Im Gegenteil.

Da der Körper sich nur das zu einem bestimmten Zweck nimmt, was er auch wirklich braucht, verarbeitet er überschüssige Kohlenhydrate anderweitig.

Er baut sie zu Fettmolekülen um und lagert sie in Depots ein, oder er speichert sie in Form von Glykogen (Zusammensetzung von Stärkemolekülen) in Leber und Muskulatur. Je nachdem, wie viel Überschuss da ist. Zuerst erfolgt die nützliche Einlagerung von Glykogen. Was dann noch übrig ist, wird in Form von Fett gespeichert.

Bei längerem Ausbleiben der oder wesentlicher Mangel an Nahrungszufuhr beginnt der Körper irgendwann, auf die Depots zurückzugreifen, um durch deren Abbau an Energie zu kommen. Allerdings bevorzugt er auch hier die Kohlenhydrate, weshalb tendenziell erst einmal das Glykogen - Depot der Muskulatur dran glauben muss. Jedoch können Sie dem mit, vor allem die Muskeln ansprechendem, Sport entgegenwirken. Denn der Körper setzt Prioritäten.

"Die Speicher fürs Gehirn und das zentrale Nervensystem rühre ich lieber nicht an, der ist zu wichtig. Fett dauert zu lange im Abbau. Aber das Glykogen in den Muskeln ist perfekt für meine Zwecke. Das brauch ich nicht so dringend!"

... So können Sie sich das im Körper eines Menschen vorstellen, der seine Muskeln nur wenig beansprucht, aber gleichzeitig seine Nahrungszufuhr wesentlich reduziert.

Beanspruchen Sie Ihre Muskeln genug, um Ihren

Körper davon zu überzeugen, dass das Glykogen an dieser Stelle tatsächlich gebraucht wird.

Die Ausscheidung der Endprodukte des Kohlenhydratstoffwechsels findet klassisch über Stuhlgang und Urin statt.

Proteinstoffwechsel

Hier geht es darum, die Aufnahme, die Verarbeitung, den Abbau, den Aufbau, den Transport und die Ausscheidung der Endprodukte in Sachen „Eiweiß“ zu steuern.

Im Gegensatz zu Kohlenhydraten sind Eiweiße bzw. Proteine sehr wohl essentiell, weil der Körper nicht in der Lage ist, sie selbst herzustellen. Sie müssen über die Nahrung aufgenommen werden. Sie bestehen aus Aminosäuren, von denen es 20 verschiedene Arten gibt. Acht dieser Arten sind essentiell und machen somit auch Proteine allgemein zu einer essentiellen Nährstoffgruppe.

Im Zusammenhang mit dem Proteinstoffwechsel fällt auch oft die Bezeichnung “Aminosäurestoffwechsel”, wobei es sich aber um ein und dasselbe handelt.

Unsere Körperzellen bestehen aus Proteinen, genauso wie Enzyme und Hormone. Dass es Energie liefern kann ist eine weitere nützliche Eigenschaft von Eiweiß, welches ebenfalls zu den 3 Makronährstoffen zählt.

Über die Nahrung aufgenommen, kommt es im Magen an und wird dort durch das Enzym “Pepsin” zu zwei verschiedenen Molekülen aufgespalten.

Portionsweise gibt der Magen diese an den Dünndarm ab, wo sie das Enzym “Trypsin” erwartet. Dieses sorgt für die Umwandlung in das Enzym “Chymotrypsin”. In dieser Form kann der Nährstoff nun, weitergeleitet über die Blutbahn, seinem Zwecke dienen. Es geht um lebenswichtige Wachstums - und Reparaturvorgänge im Körper bzw. in den Körperzellen.

Als Energielieferant dient Eiweiß hauptsächlich bei Nährstoffmangel. In diesem Zuge werden Proteine aus Milz, Leber und Muskeln in das sogenannte “Pyruvat” umgewandelt. Es handelt sich dabei um ein Anion der sogenannten “Brenztraubensäure”, welches ein wichtiges Produkt ist. Pyruvat kann nun entweder gleich als Energiespender dienen, oder in Glucose umgewandelt werden.

Fettstoffwechsel

Diese Art des Stoffwechsels beschäftigt sich damit, die Aufnahme, die Verarbeitung, den Abbau, den Aufbau, den Transport sowie die Ausscheidung Endprodukten in Sachen „Fette“ zu steuern. Auch hier handelt es sich um einen essentiellen Nährstoff, welcher ebenso lebenswichtig ist.

Häufig fällt in diesem Zusammenhang auch der Begriff “Lipidstoffwechsel”, was im Endeffekt aber keinen Unterschied macht. Hierbei werden Fette aus der Nahrung im Magen mit Flüssigkeit verbunden, also emulgiert, und/oder gespalten. Dieser Vorgang setzt sich im Darm fort, wo die Nahrungsfette mithilfe von Lipasen, also speziellen Verdauungsenzymen, und Gallensaft in kleinere Bestandteile zerlegt werden. Es entstehen kleine Fetttröpfchen, wobei es sich um sogenannte “Mizellen” handelt. Diese machen es möglich, dass die Zellen der Darmwände in der Lage sind, die Fette aufzunehmen und sie in die Blutbahnen zu leiten. Dort warten spezielle Eiweiße, die für den Transport der Fette zuständig sind, welche diese vorher binden. Sie werden an ihren Bestimmungsort transportiert, nämlich in die Leber, wo es zur Umwandlung in Energie kommt.

Es ist auch möglich, Fette als Energiereserven zu speichern. Je nachdem, was der Körper für notwendig und sinnvoll befindet. Des weiteren können Fette aber auch als Bestandteile für die Herstellung von anderen Stoffen hergenommen werden.

Anmerkung: *Die Gewinnung von Energie aus Fetten ist für den Körper um einiges komplexer als die Gewinnung durch Kohlenhydrate, was auch die Bevorzugung des Körpers Zweiterer erklärt.*

Der Mikrostoffwechsel

Nun kommen wir zu den sogenannten "Mikronährstoffen", welche ebenfalls sehr wichtig sind. Dazu gehören Mineralstoffe, Spurenelemente und Vitamine.

Mineralien, Spurenelemente und der Stoffwechsel

Es handelt sich um Aufnahme, Abbau, Umbau, Einbau und Ausscheidung von besagten Stoffen.

Mineralstoffe und Spurenelemente wirken im Körper zusammen. Bei Ersteren handelt es sich im Wesentlichen um Calcium, Natrium, Kalium, Magnesium, Chlorid, Phosphor und Schwefel. Zu Zweiteren zählen z.B. Eisen, Kupfer, Mangan, Zink, Jod, Chrom, Selen, Arsen, Fluorid, Zinn, Vanadium, Cobalt und Molybdän.

Sowohl bei Mineralstoffen, als auch bei Spurenelementen, handelt es sich um anorganische und lebenswichtige Stoffe. Gegenüber Vitaminen, die im nächsten Punkt thematisiert werden, sind sie um einiges robuster. Sie lassen sich nicht besonders durch äußere Einflüsse beschädigen oder zerstören. Das bedeutet, dass es ihnen nicht viel ausmacht, wenn die Lebensmittel, in denen sie sich befinden, beispielsweise ungünstig gelagert oder zubereitet werden.

Mineralstoffe und Spurenelemente sind essentiell, da auch sie vom Körper nicht selbst hergestellt werden können. Unser Körper benötigt sie für den Stoffwechsel an sich, für die Bildung von Blutzellen, für die Muskeln, das Herz, die Zähne, die Knochen, den Wasserhaushalt, die Erhaltung und den Aufbau von Körperzellen, das Wachstum, die Aufrechterhaltung der Schilddrüsenfunktion, etc.. In all diesen Bereichen und Organen findet Stoffwechsel in Bezug auf Mineralstoffe und Spurenelemente auf eigene Weise statt. Deshalb gibt es keinen allgemeingültigen Ablauf.

Vitaminstoffwechsel

Vitamine sind teilweise essentiell, jedoch ist der Körper in der Lage, manche Arten noch selbst zu bilden, mithilfe von äußeren Faktoren und/oder körpereigenen Bestandteilen wie z.B. der Sonne und dem Cholesterin in Bezug auf Vitamin - D.

Vor allem im Zellstoffwechsel sind Vitamine besonders wichtig. Dort sind sie als Katalysatoren und bestimmte Umwandlungs - Bausteine unterwegs.

Auch hier kann kein allgemeingültiger Ablauf des Stoffwechsels beschrieben werden.

Die Rolle der Mitochondrien

“Die Mitochondrien sind die Kraftwerke der Zellen!” Diesen Satz lieben Biologielehrer - und andere Fachleute, da er die Funktion der Mitochondrien perfekt beschreibt bzw. zusammenfasst.

Denn sie sind es, die letztendlich dafür sorgen, dass aus Fetten und Kohlenhydraten nutzbare Energie wird. Sie stellen den Energieträger her, betreiben die Zelle quasi.

Eine einzige Zelle hat ein Kraftwerk aus tausenden von Mitochondrien. Jedes einzelne Mitochondrium ist auf seine Weise vom Energiebedarf seiner Zelle abhängig. Sie sind immer am Arbeiten, indem sie sich vermehren, erneuern, wachsen, auf - und abbauen. Und der Umfang dieser Arbeit hängt vom tatsächlichen Energiebedarf der einzelnen Zelle ab. Je mehr Energie benötigt wird, desto mehr Aufbau gibt es, und umgekehrt.

Wie Sie Ihre Mitochondrien schützen, schonen und effektiver machen

Wichtig ist dieser Punkt deshalb, weil unser heutiges Nahrungsangebot, in diesen Breitengraden, ein großes Problem für unsere kleinen Kraftwerke darstellt.

Leider bringt das Überangebot auch viel Überschuss an Kohlenhydraten, vor allem einfachen und zweifachen, mit sich. Der Körper giert nach ihnen, weil sie immerhin am schnellsten sein Bedürfnis nach Energie stillen. Das weiß auch die Lebensmittelindustrie und setzt natürlich auf den Suchtfaktor, den einfache und zweifache Kohlenhydrate mit sich bringen.

Und auch wenn die Verbrennung von Kohlenhydraten in energetischer Hinsicht einfacher ist, entstehen dabei doch mehr der sogenannten "freien Radikalen" (schädliche, aggressive, hochreaktive Sauerstoffverbindungen oder organische Verbindungen mit Sauerstoff).

Man könnte es mit der Umweltverschmutzung vergleichen. Es ist einfacher, seinen Müll irgendwo abzulegen, als sich die Mühe zu machen, den nächsten Mülleimer anzusteuern. Jedoch entstehen dabei negative Folgen für die Umwelt. Was letztendlich wieder auf uns selbst zurückfällt, auf lange

Sicht.

Dabei werden, im Bezug auf unser Thema, im Endeffekt auch die Mitochondrien selbst geschädigt, indem sich ihr Alterungsprozess, und somit ihre Abnutzung, beschleunigt. Und wie es so ist, im Alter ... man wird schwächer und braucht irgendwann Hilfe und/oder muss Alternativen in Bezug auf Einschränkungen in bestimmten Bereichen entwickeln.

Die Mitochondrien benötigen irgendwann immer mehr Glucose zur Energiegewinnung, weil sie es immer weniger schaffen, effektiv Fettsäuren zu verbrennen. Die perfekte Voraussetzung für einen Teufelskreis.

Was tun?!

Besonders wichtig für die Gewinnung von Energie bzw. die Arbeit der Mitochondrien sind Eisen, Magnesium, Calcium, Phosphor und Vitamin - D.

Eisen benötigt Ihr Körper in diesem Zusammenhang unbedingt für die Bildung von Enzymen. Vitamin - D ist erforderlich, um die Fähigkeit des Körpers, Calcium und Phosphor adäquat aufzunehmen, zu gewährleisten. Calcium und Phosphor sind wichtig für den Erhalt sowie die Stärkung von Knochen und Zähnen. Phosphor ist zudem ein bedeutsamer Energieträger.

Magnesium dient z.B. als Energiespeicher in den Zellen und ist elementar an der Energiegewinnung durch Aufspaltung des Energieträgers "ATP (Adenosin - Triphosphat)" beteiligt. Genauso sind unsere Muskeln auf diesen Mineralstoff angewiesen, um ihre Funktion aufrechtzuerhalten.

Nehmen Sie die oben genannten Mineralstoffe, Spurenelemente und Vitamine unbedingt in ausreichender Form zu sich.

Daneben gibt es aber auch noch spezielle Methoden, die Ihren Mitochondrien einen positiven Schub geben können. Ein paar davon möchte ich Ihnen hier vorstellen.

Kälte

Ja, Sie haben richtig gelesen. Wenn Sie Ihren Körper gezielt und in adäquaten Maßen frieren lassen, ist das durchaus positiv für Ihre Gesundheit. Es werden Reize gesetzt, die die Körperzellen quasi trainieren. Dabei kann es sich um regelmäßige Eisbäder oder kaltes Duschen handeln.

Der Kältereiz soll z.B. dafür sorgen, dass der Antikörper "PGC - 1" erzeugt wird. Dieser stimuliert die Biogenese der Mitochondrien sowie die Zellatmung der Muskulatur.

Genauso wird die sogenannte "kalte Thermogenese" stimuliert. Der Körper versucht, sich vor der Kälte zu schützen und leitet die Temperatur - Regulation ein. Das merken Sie z.B. daran, dass Sie bei eisigen Temperaturen eventuell beginnen, zu zittern. Das ist die Strategie "Muskelaktivität gegen Kälte", die der Körper in solchen Situationen anwendet.

In Bezug auf die Mitochondrien bedeutet die kalte Thermogenese, dass das Fett im sogenannten "braunen Gewebe" oxidiert bzw. mit Sauerstoffmolekülen verbunden wird. Normalerweise besitzen wir zu Beginn unseres Lebens am meisten braunes Fettgewebe. Je älter wir werden, desto mehr nimmt es ab und wird durch weißes Fettgewebe, wie wir es z.B. an Bauch, Beinen und Po sitzen haben, ersetzt. Nun ist es so, dass sich, im Gegensatz zum weißen Fettgewebe, sehr viele Mitochondrien im braunen befinden. Diese binden das Fett direkt mit Sauerstoff, wodurch sie Wärme erzeugen.

Obwohl das braune Fettgewebe sich anscheinend mit der Zeit zurückbildet, beweisen viele Studien, dass hier Hopfen und Malz noch nicht verloren sind. Es ist wohl möglich, einen wesentlichen Teil dieses Gewebes wieder zu aktivieren. Beispielsweise durch regelmäßige intensive Kältereize.

Sauerstoffarmes Training

Sport an sich ist schon wichtig. In Bezug auf die Mitochondrien fand man jedoch heraus, dass es für deren Fitness besonders gut ist, währenddessen eine sauerstoffarme Umgebung zu haben. So wie es z.B. beim Höhentraining der Fall ist. Durch den wenigen Sauerstoff entstehen Reaktionen in den Blutbahnen, dem Herz - Kreislaufsystem und dem Atmungskomplex.

Die anpassungsfähigen Mitochondrien reagieren ebenfalls entsprechend auf die Veränderung der Sauerstoffsättigung und die gleichzeitige Anstrengung. Auch hier werden vermehrt Fettsäuren oxidiert, womit die Fettverbrennung angeregt wird.

Allerdings ist die adäquate Verhältnismäßigkeit von großer Bedeutung. Ein optimaler Belastungsbereich sollte eingehalten werden, um auch wirklich die verbessernde Wirkung auf die Mitochondrien zu erzeugen. Eine Überanstrengung oder ein zu lasches Training ist kaum effektiv.

Um trotzdem ein intensives Training zu gewährleisten, wurde das sogenannte "intermittierende Höhentraining" erfunden. Es geht darum, intensivere Reize zu setzen, diese jedoch durch Pausen zu unterbrechen. So ist der Körper keiner Dauerbelastung ausgesetzt während die Mitochondrien intensiver trainiert werden.

Ausdauer - und Kraftsport

Es wird die Neubildung von Mitochondrien in den Fasern des Muskelgewebes angeregt. Denn beim Training benötigen die Zellen logischerweise mehr Energie, weshalb auch mehr Mitochondrien nötig sind, um das zu gewährleisten.

Am besten kombinieren Sie dazu Ausdauer - und Kraftsport miteinander, um einen bestmöglichen Effekt zu erzielen. Beim klassischen Kraftsport werden natürlich hauptsächlich die Muskelzellen verstärkt angesprochen.

Beim Ausdauertraining werden auch vermehrt Mitochondrien in den Gehirnzellen aktiviert, was wahrscheinlich an der Koordinierung der Bewegungsabläufe, also der motorischen Steuerung, liegt.

Ketose

Die Ketose, ein bestimmter Stoffwechselzustand, wird durch die sogenannte "ketogene Ernährung" herbeigeführt. Bei dieser geht es darum, die Kohlenhydratzufuhr auf ein Minimum von 20 bis 50 g pro Tag zu begrenzen, dafür mehr Eiweiß und viel Fett zu sich zu nehmen. Der Körper soll von der bevorzugten Kohlenhydratverbrennung weggeholt und auf die bevorzugte Fettverbrennung konditioniert werden. Eiweiße sind natürlich weiterhin sehr wichtig und essentiell, weshalb sie den zweitgrößten Anteil hierbei ausmachen sollten.

Der mitochondriale Effekt bezieht sich hier auf den Hippocampus (eine Struktur im Gehirn, die hauptsächlich für die Gedächtnisbildung zuständig ist). Eine Studie beschäftigte sich mit dem Thema und beförderte ein erstaunliches Ergebnis zutage. Die Dichte an Mitochondrien in diesem Teil des Gehirns war bei den Probanden, welche sich 3 Wochen lang konsequent ketogen ernährt hatten, um 46% gestiegen. In einer anschließenden Untersuchung kam heraus, dass der Energieumsatz ebenfalls erhöht war.

Intervallfasten

Es handelt sich um das Fasten mit regelmäßigen Pausen. Also in Intervallen, wie der Begriff es auch schon verrät.

Auch hier wird die Oxidation von Fettsäuren in den Mitochondrien gefördert. Zudem wird der oxidative Stress verringert und die Sensibilität gegenüber Insulin gefördert. So sprechen die Zellen mehr auf Insulin an, sodass auch der Blutzuckerspiegel gesenkt wird. Das perfekte Anti - Aging - Programm für die Körperzellen.

Wenn Sie mehr über das **Intervallfasten** oder der **Ketogenen Ernährung** erfahren wollen, dann besuchen Sie doch gerne meine Autoren Seite auf Amazon.de

Die Stoffwechseltypen

Nicht nur der Stoffwechsel an sich wird in verschiedene Arten unterteilt. Auch von Mensch zu Mensch gibt es Stoffwechseltypen, welche sich darüber hinaus auch auf den Körperbau auswirken und beziehen. Bei Frauen und Männern verhält sich das eigentlich gleich, jedoch sieht es auf Grafiken so aus, als gäbe es Unterschiede. Und die gibt es auch, jedoch nicht direkt in Bezug auf Stoffwechseltypen. Die Unterschiede liegen in der schon gegebenen Verteilung der Muskeln und des Körperfetts. Denn das ist bei Männern und Frauen tatsächlich unterschiedlich.

Hinweis: *Es ist natürlich wieder alles stur aufgeteilt. Selbstverständlich müssen Sie nicht hundertprozentig in einen dieser Raster passen. Es geht am Ende darum, welchem Typen Sie am ähnlichsten sehen.*

Drei Typen werden im Folgenden unterschieden:

Der endomorphe Typ

Wenn Sie diesem Typen angehören, haben Sie eine verhältnismäßig eher kleine Körpergröße und eine eher rundliche, weiche Optik.

Der Stoffwechsel ist eher gemütlich unterwegs, weshalb das Ansetzen von Fett leichteres Spiel hat. Wird die Langsamkeit des Stoffwechsels besonders auffällig, könnte es sich auch um einen pathologischen Aspekt handeln, welcher eventuell durch eine Schilddrüsenunterfunktion hervorgerufen wird. Hier kann ein Besuch beim Arzt sinnvoll sein.

Sie haben es schwerer, Fettpölsteren loszuwerden, als die anderen Stoffwechseltypen. Sowieso setzen Sie auch schneller und einfacher solche an. Doch eine Gewichtsabnahme ist auch mit diesem Typen möglich. Sie haben nur leider den Nachteil, dass Sie mehr dafür tun und mehr Kraft aufwenden müssen.

Doch es ist nicht alles negativ, denn Sie haben den Vorteil, dass Sie recht schnell und einfach Muskeln aufbauen. Die Muskeln sind in dem Falle da, jedoch durch eine Fettschicht versteckt. Genauso sind sie nur wenig definiert. Aber sie sind da.

Der ektomorphe Typ

Dieser Typ zeichnet sich durch eine hagere, lange Körperform aus. Ein verhältnismäßig kurzer Oberkörper, eher schmale Schultern, lange Arme und Beine, zierliche Füße und Hände. Eher wenig Muskelmasse und ebenfalls wenig Körperfett.

Wenn Sie diesem Typen angehören, dann fällt es Ihnen bzw. Ihrem Körper schwer, Muskeln aufzubauen. Es werden neben Krafttraining z.B. deutlich mehr Kalorien benötigt, um irgendwelche Effekte in Richtung Muskelaufbau zu erkennen. Der Stoffwechsel ist eher schnell unterwegs und verbrennt fleißig Kalorien. So fällt es Ihnen auch schwer, Fettdepots anzusetzen.

Auch hier kann die Schnelligkeit des Stoffwechsels sehr auffällig sein und pathologische Formen annehmen, was in diesem Falle eventuell auf eine Schilddrüsenüberfunktion hindeuten könnte. Ebenfalls ist in diesem Falle ein Besuch beim Arzt sinnvoll.

Der mesomorphe Typ

Hier haben wir die optimale Kombination aus den Vorteilen der anderen beiden Typen. Sie können sich glücklich schätzen, wenn Sie sich tatsächlich als mesomorph bezeichnen dürfen.

Dieser Typ baut leicht Muskelmasse zu einer kräftigen Muskulatur auf und hat eine proportional passende Körpergröße. Er tut sich nicht besonders schwer, eine athletische Figur zu bekommen und hat einen verhältnismäßig geringen Anteil an Körperfett. Die Gesichtszüge sind eher markant und sogar volles, kräftiges Haar hat sich als Merkmal herausgestellt.

Die Stoffwechselrate ist optimal und macht keine wesentlichen Spirenzchen.

Hier ist der optische Unterschied zwischen Mann und Frau so deutlich, dass ich ihn erwähnen muss. Frauen haben dabei eine Figur, die der Form einer Sanduhr ähnlich sieht. Bei Männern bildet der Oberkörper eine Art V.

Welchem Typen gehöre ich an?!

Ob Sie endo -, ekto -, mesomorph oder irgendwas dazwischen sind, können Sie allein schon an Ihren körperlichen Merkmalen einschätzen.

Zu wissen, welcher Stoffwechseltyp man selbst ist, unterstützt natürlich das Gefühl für den eigenen Körper. Darüber hinaus ist es aber auch ein großer Vorteil für die Verfolgung Ihrer Ziele in Sachen "körperliche Gesundheit" und allem, was dazu gehört. Sie können sich viel besser auf die Bedürfnisse Ihres Körpers einstellen, weil Sie wissen, wo seine Stärken und Schwächen liegen.

Ein großes Stück weit sind die Stoffwechseltypen, der Körperbau, etc. angeboren. Und dennoch können Sie, natürlich bedingt, in das Geschehen eingreifen und das Beste aus Ihrem Körper herausholen. Und zwar innerhalb jedes einzelnen Typs.

Es gibt die Möglichkeit, mithilfe eines Tests herauszufinden, wie Ihr Stoffwechsel tickt. Allerdings bezieht sich ein solcher Test nicht auf die eben beschriebenen Typen, sondern auf Nährstoff - Typen.

Es gibt nämlich nochmal eine Unterteilung in Eiweiß -, Kohlenhydrat - und Mischtypen. Diese sind bei dem Test von Bedeutung.

Gehören Sie zu den Menschen, die problemlos "High - Carb" essen können, ohne deshalb zuzunehmen, dann sind Sie wohl ein Kohlenhydrat - Typ. Sie können diesen Nährstoff anscheinend besonders gut verwerten.

Sind Sie jemand, bei dem Kohlenhydrate schneller ansetzen und dessen Verlangen sich besonders auf Eiweiß - und Fetthaltiges konzentriert, gehören Sie wohl dem Eiweiß - Typen an.

Ein Mischtyp sind Sie dann, wenn beides nicht wirklich auf Sie zutrifft und Sie sich irgendwo dazwischen befinden. Das wird bei vielen von Ihnen auch der Fall sein.

Im Internet finden Sie einige Tests dazu, welche in der Regel um die 10 Fragen beinhalten.

Wie Sie Ihren Stoffwechsel beschleunigen können

Sie können ihren eigenen Stoffwechseltypen zwar nicht grundlegend ändern, jedoch ist es möglich, das beste aus dem Typen zu machen, den Sie nun einmal haben.

Der Stoffwechsel kann auf natürliche Weise angekurbelt und somit beschleunigt werden. Es gibt viele Tipps und Tricks, die Sie relativ einfach in Ihren Alltag integrieren können. Diese gehen von bestimmten Lebensmitteln bis hin zu bewussten Veränderungen alltäglicher Handlungen und des Alltags allgemein.

13 Lebensmittel, die den Stoffwechsel unterstützen

<u>Kokosöl</u>
Die vielen mittelkettigen Fettsäuren, die in diesem Öl enthalten sind, erhöhen die Stoffwechselrate enorm. Dabei werden aufgenommene Fette innerhalb kürzester Zeit von und in der Leber in Energie umgewandelt. Die allgemeine Leistungsfähigkeit wird gesteigert und Müdigkeit sowie Abgeschlagenheit vorgebeugt.

Zudem hilft Kokosöl auch bei der natürlichen Entgiftung des Körpers. Des weiteren wird die Gallensaft - Produktion angeregt und die Reduzierung des Bauchfetts unterstützt.

Wenn Sie pro Tag 1 ½ Esslöffel Kokosöl in Ihren Speiseplan einfügen, sind Sie schon sehr gut dabei. Der große Vorteil gegenüber anderen Ölen ist seine feste Konsistenz und die Eigenschaft, dass es auch einfach so in Quarks, Smoothies und ähnliches eingerührt werden kann, ohne dass einem gleich vor Fettaugen übel wird.

Ingwer

Ingwer wird immer gerne und häufiger in unseren Breitengraden zum Würzen von Suppen und anderen Gerichten genommen. Die einen mögen ihn, die anderen machen allein schon beim Wort ein "Kreuz".

Doch seine positive Wirkung auf die Gesundheit ist unumstritten. Er fördert die Durchblutung, aktiviert die Zellen in ihrer Energieproduktion, hilft bei der Blutzuckerregulation und beugt so Heißhunger vor.

Des weiteren hat seine Schärfe einen wärmenden Effekt, was zu einer Erhöhung der Stoffwechselrate führt und dabei hilft, Fettdepots abzubauen.

Es gibt Ingwerknollen, Ingwergranulat und noch

mehr. Er kann vielseitig verwendet werden. Wer ihn nicht im Essen haben möchte, kann sich täglich einen Teelöffel frischen Ingwer reiben, in eine Tasse geben und heißes Wasser darüber gießen. Nach 10 Minuten haben Sie einen kräftigen Tee. Im Winter können Sie ihn heiß trinken, bei wärmeren Temperaturen einfach im Kühlschrank lagern.

Chili

Auch Chili erzeugt durch seine Schärfe Wärme im Körper, wodurch der Grundumsatz steigt und eine effektivere Verarbeitung der zugeführten Nahrungsmittel möglich wird.

Zitrone

Zitronen liefern dem Körper viel Vitamin C, B6 sowie Kalium und Folsäure. So werden Prozesse in den Zellen unterstützt.

Ein weiterer, positiver, Effekt ist die Unterstützung der Verdauung, der Entgiftung und der Regulation des Blutzuckers. Dadurch kann ein zu starkes Ansteigen der Insulinkonzentration im Blut und somit die verstärkte Einlagerung von Fett verhindert werden.

Trinken Sie jeden Tag ein Glas Zitronenwasser, am besten warm und am Morgen. Wichtig ist, dass es sich um den Saft einer frischen Zitrone handelt. Benutzen Sie eine halbe Frucht für etwa ein 200 ml - Glas.

Zimt

Dieses Gewürz gehört zu den Gewürzen unter dem Begriff "Superfood". Es wird hoch angepriesen, und das zurecht.

Zimt hat positiven Einfluss auf den Blutzuckerspiegel, verhindert somit Heißhunger und hilft bei der Stabilisierung des Energiehaushaltes. Die Verdauung wird unterstützt, der Cholesterinspiegel gesenkt und die Konzentrationsfähigkeit gefördert.

Es handelt sich hier jedoch nicht um die wunderbare Zucker - Zimt - Mischung, die gerne auch zum Grießbrei gegessen wird, sondern um reinen Zimt. Dieser passt dennoch sehr gut zu Süßspeisen, Smoothies, Quarks und Desserts aller Art. Und mit Zimt führen Sie Ihrem Körper gleich noch eine Portion Eisen, Ballaststoffe und Calcium zu.

Kurkuma

Auch hier haben wir ein "Supergewürz". Kurkuma bringt den Farbstoff "Curcumin" mit sich, welcher eine antioxidative Wirkung hat. Das bedeutet, dass er im Körper gegen die Auswirkungen der freien Radikalen arbeitet. Das hat einen "Anti - Aging - Effekt" in Bezug auf Zellen, wirkt entzündungshemmend und beugt Schäden an den Körperzellen vor.

Durch bestimmte Stoffe, die wir mit Kurkuma aufnehmen, werden auch die Funktion der Galle, der Fettstoffwechsel und die Entgiftung gefördert.

Dieses Gewürz schmeckt vor allem in asiatischen Gerichten, zu Eierspeisen und Gemüse - Zubereitungen.

Mandeln

Es handelt sich um super Eiweißlieferanten, welche gleich noch Vitamin B2 im Gepäck haben. Beides ist förderlich die Zusammenstellung des Energiehaushaltes, die geistige Fitness und das körperliche Wohlbefinden.

Mandeln enthalten mehrfach ungesättigte Fettsäuren, welche den Appetit zügeln. Hinzu kommen Ballaststoffe, die die Verdauung unterstützen und das Sättigungsgefühl fördern.

Aber auch Mangan und Kupfer kommen mit Mandeln in den Körper. Durch die dadurch erhöhte Leistungsbereitschaft der Zellen kommt es zur Erhöhung der Stoffwechselrate.

Darüber hinaus nehmen wir mit den leckeren Nüssen Vitamin E, Calcium und Magnesium in uns auf.

Zum Snacken, im Obstsalat, im Quark, im Pudding, als Milch (ohne Zusätze) oder in sonst irgendeiner Form. Sie sind vielseitig einsetzbar.

Leinsamen

Durch ihre Ballaststoffe werden Leinsamen gerne zum Abführen verwendet. Dafür weicht man sie in der Regel in Wasser ein. Die Darmtätigkeit wird angeregt, die Nährstoffe werden effektiver verwertet und die Endprodukte leichter ausgeschieden.

Jedoch können Leinsamen noch viel mehr. Sie unterstützen das Sättigungsgefühl und erhören die Rate des Fettstoffwechsels durch die Menge an gesunden Fettsäuren, die die Verbrennung von Fetten anregen.

Darüber hinaus wirken Leinsamen entzündungshemmend und schützend auf die Blutgefäße.

Um optimal von Leinsamen zu profitieren, sollten Sie sie immer zermahlen oder schroten, bevor Sie sie verzehren. So können die Nährstoffe besser aufgenommen werden. Sowohl zu süßem, als auch zu leichtem oder deftigem Essen passen sie gut.

Blaubeeren

Diese Beerenart liefert dem Körper viele Antioxidantien, welche im Körper vor freien Radikalen und ihren Auswirkungen schützen. Das trägt im Endeffekt auch zu einem gut funktionierenden Stoffwechsel bei.

Grüner Tee

Auch er kann sowohl heiß, als auch kalt getrunken werden. Er ist ebenfalls voller Antioxidantien und fördert sanft die Energierate. Der Stoffwechsel wird automatisch angekurbelt und schmecken tut grüner Tee auch ganz ordentlich.

Wasser

Der Mensch besteht zum Großteil aus Wasser. Und auch zugeführtes Wasser von Außen ist essentiell und lebensnotwendig. Es ist kein Geheimnis, dass Trinken wichtig ist. Genauso wenig ist es geheim, dass man bei der Flüssigkeitszufuhr am besten auf Wasser setzen sollte.

Der Hintergrund dieser Argumente ist ganz einfach. Genügend Wasserzufuhr hilft bei der Ausscheidung von Entgiftungsprodukten, hält den Flüssigkeitshaushalt des Körpers stabil, regt automatisch den Stoffwechsel an und hilft so beim Abnehmen. Zudem füllt es schon mal den Magen ein wenig, wenn Sie vor dem Essen z.B. ein Glas Wasser trinken.

Darüber hinaus sorgt ein Mangel an Flüssigkeit im Körper auf Dauer zu Hautproblemen und der Körper trocknet aus. Ein Mangel ist also nicht gerade förderlich für die allgemeine Gesundheit. Und jegliche Baustelle, um die sich der Körper kümmern muss, verringert die Effektivität des Stoffwechsels. Der Körper verliert allein durch die Verdauung und

Ausscheidung der Endprodukte des Stoffwechsels einiges an Flüssigkeit. Wirken Sie dem entgegen.

Durchschnittlich sind etwa 2 Liter Wasser, oder auch mal ungesüßter (oder mit Ersatz gesüßter) Tee, pro Tag erforderlich. Je nachdem, wie viel Sport Sie bei welchen Umweltbedingungen treiben, steigt der Bedarf natürlich. Immerhin verlieren Sie dabei auch mehr Wasser.

Bitter - und Zarbitterschokolade
Die Sorte mit mindestens 70% Kakao ist damit gemeint. Nur sehr wenig bis gar kein Zucker ist in ihr enthalten. Dafür gibt es viele Flavonoide (eine Gruppe sekundärer Pflanzenstoffe) und viel Koffein.

Diese Schokolade soll den Stoffwechsel anregen und Glücksgefühle freisetzen. Es wird nämlich vermehrt Dopamin im Gehirn ausgeschüttet.

Hochwertige und gesunde Fette
Fett ist nicht gleich Fett. Gesunde Fette wie z.B. kaltgepresstes Olivenöl, Kokosöl, Rapsöl, Hanföl, Leinöl oder Chiaöl enthalten viele mehrfach ungesättigte Fettsäuren, zu denen auch die sogenannten "Omega - 3 - Fettsäuren" gehören, welche in den genannten Ölen in ordentlicher Form vorhanden sind und sich positiv auf den Fettstoffwechsel auswirken.

4 weitere Tipps zur Stoffwechselanregung

Genug Schlaf

Durch Schlaf wird der Regelkreis von Hunger und Sättigung gesteuert. Im Schlaf werden Hormone ausgeschüttet, welche wesentlich am Stoffwechsel beteiligt sind. Wer zu wenig oder inadäquat schläft, hat auf Dauer einen gestörten Hormonhaushalt, welcher sich wiederum auf den Stoffwechsel auswirkt.

Die Hormone "Leptin" und "Ghrelin" sind unter Anderem zwei Antagonisten im Zusammenspiel von Sättigung und Hunger. Leptin sorgt für das Sättigungs - und Ghrelin für das Hungergefühl. Wer einen gestörten oder zu geringen Schlaf hat, bei dem kann sich das Hungerhormon vermehren und sein Gegenspieler zurückbilden.

Zwar macht viel Schlaf nicht automatisch und bedingungslos schlank, jedoch kann zu wenig davon eine Gewichtszunahme fördern.

Proteinreiche Ernährung

Wie vorhin schon erwähnt, sind Eiweiße essentiell. Sie werden unbedingt für alle möglichen Prozesse, und so auch Stoffwechselprozesse, benötigt. Enzyme bestehen z.B. aus Eiweißen, und ohne Enzyme kann kein Stoffwechsel stattfinden. Genauso gäbe es ohne Eiweiße z.B. keine Zellen, in denen

Stoffwechselprozesse stattfinden könnten. Sie liefern quasi mit Eiweißen vor allem das Material zur Instandhaltung.

Das Stresslevel so niedrig wie möglich halten

Egal, um welche Art von Stress es sich handelt. Ob er positiv oder negativ ist. Der Stoffwechsel wird gleichermaßen beeinflusst.

Stress lässt zunächst die Nerven verrückt spielen, wodurch Botenstoffe wie "Adrenalin", "Noradrenalin" und "Cortisol" freigesetzt werden. Die erhöhen die Herzfrequenz, den Blutdruck, den Blutzuckerspiegel, die Dichte der Magensäure und der freien Fettsäuren.

Die Muskeln und das Gehirn bekommen einen Booster aus Sauerstoff und Blut, der Körper ist angespannt und unruhig. Auf Dauer führt dieser Zustand zur starken Erhöhung des Blutzuckerspiegels und letztendlich zur Übersäuerung des Blutes.

Zwar weiß sich der Körper ab einem bestimmten Punkt ein wenig zu helfen, indem er versucht, den Energieverbrauch durch eine Gegenreaktion zu normalisieren, jedoch reicht das nicht aus, um die Stresshormone zurückgehen zu lassen. Die Gegenreaktion lässt die Verdauungsorgane wieder einigermaßen ordentlich arbeiten, jedoch ändert das nicht viel am Stresslevel an sich. Dadurch werden auf Dauer die Schilddrüse sowie die Geschlechtsorgane in ihren Funktionen geschwächt. Auch entstehen mehr Entzündungsherde im Körper.

Dauert der Stress extrem lange an, kommt es irgendwann zur Schwächung des Immunsystems und Wachstumsprozesse werden beeinträchtigt.

Nicht hungern, genug essen

Auch wenn es, nach den bisherigen Information, ein sehr logischer Punkt ist, finde ich es trotzdem wichtig, ihn nochmal kurz zu erwähnen. Denn es scheint sich in vielen Köpfen festgesetzt zu haben, dass es beim Abnehmen umso besser ist, je weniger man zu sich nimmt.

Doch so stimmt das nicht ganz. Es kommt nicht darauf an, wie viel, sondern was Sie essen. Sie können nicht auf Dauer, Ihr Leben lang, Ihrem Körper zu wenige essentielle Nährstoffe zuführen. Eine Ausnahme sind dabei natürlich die nicht essentiellen Kohlenhydrate.

Wenn Sie irgendwann wieder "normal" essen, was Sie definitiv müssen, wenn Sie noch "eine Weile" leben möchten, wird Ihr Körper sich denken "Was für ein Fest, na endlich!" und zugreifen. Der Jojo - Effekt ist quasi vorprogrammiert.

Es ist wichtig, dass Sie Ihrem Körper während einer

Ernährungsumstellung und auch während der Ernährungsweise stets die Sicherheit geben, dass er genug von dem bekommt, was er braucht. Dass er genug Eiweiß und genug gesunde Fette bekommt. Hat er die, dann hat er keinen Grund, Alarm zu schlagen und mit dem sogenannten "Hungerstoffwechsel" zu beginnen. Und ohne Hungerstoffwechsel entsteht auch kein Jojo - Effekt.

Die Fettverbrennung anregen

Wenn Sie über einen gut funktionierenden Stoffwechsel verfügen, ist die gute Fettverbrennung inklusive. Denn bei der Fettverbrennung handelt es sich um den Fettstoffwechsel.

Beim Fettstoffwechsel spielen auch viele Hormone eine Rolle. Beispielsweise das Wachstumshormon, welches sogar im Schlaf dafür sorgt, dass der Stoffwechsel in Gang bleibt. Damit das Wachstumshormon existieren und arbeiten kann, benötigt der Körper ausreichend Vitamin - C. Die Schilddrüse produziert einige Hormone, welche wesentlich den Fettabbau unterstützen. Für ihre Arbeit braucht die Schilddrüse unbedingt genügend Jod und Tyrosin (eine Aminosäure).

Was Sie im Speziellen für die Optimierung Ihrer Fettverbrennung essen können oder sollten, werde ich Ihnen im Folgenden auflisten:

Linolsäure finden Sie z.B. in kaltgepressten Pflanzenölen und Leinsamen
Magnesium finden Sie z.B. in Vollkornprodukten und Nüssen
Carnitin finden Sie z.B. in Geflügel, Lamm, Schwein, Hammel und Käse
Vitamin C finden Sie z.B. in Goji - Beeren, Südfrüchten, Orange und Zitrone

Methionin finden Sie z.B. in Milchprodukten, Soja, Fleisch, Fisch und Ei

Ohne Sport geht es schlecht

Es ist zwar schön und gut, wenn man die aufgeführten Stoffe zu sich nimmt, jedoch wirken die nur unterstützend. Sport ist hier das A und O. Denn nur, wenn Sie Ihre Muskeln aktiv und genügend beanspruchen, können Sie Ihre Fettverbrennung so richtig in Gang bringen.

Die überaus ausführliche Unterscheidung von Kraft - und Ausdauertraining sparen wir uns an dieser Stelle und springen gleich zum wesentlichen Punkt. Fakt ist, dass eine Kombination aus beiden Sport - Richtungen ideal ist. So ziehen Sie sich aus beidem die Vorteile heraus und kompensieren eventuelle Nachteile.

Durch das Krafttraining stärken, schützen und definieren Sie Ihre Muskeln. Zudem sorgen Sie für den sogenannten Nachbrenneffekt. Muskeln benötigen ständig Energie, auch im Ruhezustand. Krafttraining sorgt dafür, dass die Muskeln auch noch eine Weile nach einem Training für die Verbrennung von Fetten zur Energiegewinnung sorgen.

Mittlerweile ist nachgewiesen, dass Krafttraining um einiges effektiver und schneller Fett verbrennt, als Ausdauertraining. Das bedeutet jedoch nicht, dass Ausdauertraining gar nichts bringt. Ergänzend zum Krafttraining trägt es zur Verbesserung der Gesundheit und somit auch der Fettverbrennung bei.

Ausdauersport wirkt sich Positiv auf Lunge, Herz, Immunsystem, Gehirn und Stresstoleranz aus.

Man könnte also sagen, Krafttraining wirkt vor allem direkt auf die Fettverbrennung ein, während Ausdauertraining eher indirekt zu einer Verbesserung in dieser Hinsicht beiträgt.

Rezepte für 7 Tage

Die folgende Rezepte – Sammlung füllt eine komplette Woche mit Frühstück, Mittag – und Abendessen sowie Snacks. Vorausgesetzt, Sie essen sowohl Fleisch, als auch Fisch.

Hinweis: *Falls Sie etwas davon, oder irgendeine Zutat eines Rezeptes, nicht mögen oder essen können, dann können Sie diese ganz einfach durch eine ähnlich gehaltvolle Zutat ersetzen. Das Rezept ist deshalb für Sie nicht „gestorben".*

Zum Einstieg in eine gesunde und Stoffwechsel – anregende Ernährung kann es sehr nützlich sein, eine konkrete Orientierung zu haben. Es ermöglicht Ihnen, zu Beginn ein Gefühl für die Zusammenstellung der optimalen Mahlzeiten zu erlangen.

Sie werden schnell feststellen, wie lecker und ungezwungen gesundes Essen sein kann.

Frühstück

1. Leinsamen – Quark – Pudding mit Banane

ca. 5 Min. Arbeitszeit, Ruhezeit: über Nacht

Zutaten (1 Portion)
4 EL Leinsamenschrot
200 ml Milch
2 EL Quark
1 Banane

Zubereitung
Rühren Sie *am Vorabend* die Samen in die Milch ein stellen Sie das Ganze über Nacht in den Kühlschrank. Abgedeckt.

Am nächsten Morgen schneiden Sie die Hälfte der Banane grob klein und pürieren oder mixen sie zu einer feinen Masse. Die andere Hälfte schneiden Sie in Scheiben.

Die Masse rühren Sie mit dem Quark in die kaltgestellte Zubereitung vom Vorabend. Ab in eine Schüssel und mit den Bananenscheiben belegen.

Guten Appetit!

2. Erdbeer – Schoko – Burger

ca. 5 Min. Arbeitszeit

Zutaten (1 Portion)
1 Vollkornbrötchen
2 EL Quark
1 EL gehackte Haselnuss
2 Scheiben Zartbitter – Eszet – Plättchen
2 große Erdbeeren

Zubereitung
Vermengen Sie in einer Schale den Quark mit der Haselnuss.

Schneiden Sie das Brötchen auf und streichen Sie auf die untere Hälfte die Hälfte des Quarks. Darauf legen Sie die Schoko – Täfelchen und beschmieren diese wiederum mit dem restlichen Quark.

Dann müssen Sie nur noch die Erdbeeren waschen und entstrunken sowie in dünne Scheiben schneiden. Auf die obere Quarkschicht legen.

Deckel drauf, fertig.

Guten Appetit!

3. Zimt – Creme mit Hafer – Beeren – Topping

ca. 10 Min. Arbeitszeit

Zutaten (1 Portion)
1 große Erdbeere
5 Himbeeren
2 EL zarte Haferflocken
2 EL Frischkäse (Natur)
3 EL Quark
2 EL Milch
¼ TL Zimt
1 TL Honig

Zubereitung
Waschen Sie die Beeren und entfernen Sie den Strunk der Erdbeere. Danach schneiden Sie Letztere in dünne Scheiben.

In einer Schale rühren Sie nun alle cremigen und flüssigen Zutaten zusammen. Anschließend rühren Sie den Zimt unter und toppen die Creme noch mit den Beeren sowie den Haferflocken und dem Honig.

Dieses Topping rühren Sie vor dem Essen einfach unter.

Guten Appetit!

4. Erfrischendes Frischkorn – Müsli

ca. 5 Min. Arbeitszeit, Ruhezeit: über Nacht

Zutaten (1 Portion)
40 g Dinkel - Schrot
40 g Haferschrot
125 ml Dickmilch
1TL Ahornsirup

Zubereitung
Am Vorabend bereiten Sie das Gericht schon vor. Dafür vermengen Sie einfach alle Zutaten miteinander und geben die Schale (sie sollte für die Gefriere geeignet sein) in den Kühlschrank.

Am nächsten Morgen kommt sie noch für etwa 20 Min. in die Gefriere und schon haben Sie ein mehr als erfrischendes Frischkorn – Müsli.

Guten Appetit!

5. Vollkorn – Toast mit Kokos – Mango – Belag

ca. 10 Min. Arbeitszeit

Zutaten (1 Portion)
2 Scheiben Vollkornbrot
1 Mango
2 TL Butter
ca. 20 g Kokosraspeln

Zubereitung
Schälen Sie die Mango und lösen Sie das Fruchtfleisch von Kern. Die eine Hälfte pürieren oder mixen Sie zu einer feinen Masse. Die andere schneiden Sie in dünne Scheiben.

Die eine Hälfte der Kokosraspeln vermengen Sie mit der Mango – Masse und die andere halten Sie zurück.

Toasten Sie nun das Brot, natürlich im Toaster, und bestreichen Sie es noch im heißen Zustand mit je einem Teelöffel Butter.

Auf die geschmolzene Butter geben Sie dann je die Hälfte der Mango – Kokos – Creme und verstreichen sie gut.

Darauf legen Sie dann die Mango – Scheiben und bestreuen alles mit den restlichen Kokosraspeln.

Guten Appetit!

6. Tomaten – Frischkäse – Turm

ca. 10 Min. Arbeitszeit

Zutaten (1 Portion)
3 kleine Scheiben Nussbrot (Low – Carb)
2 Kirschtomaten
2 getrocknete Tomaten
4 EL Frischkäse
1 EL Milch
½ TL getrockneter Basilikum

Zubereitung
Vermengen Sie den Frischkäse mit der Milch und dem Basilikum. Waschen und schneiden Sie die Kirschtomaten in feine Würfel, genauso die getrockneten Tomaten zerkleinern. In die Masse geben und unterheben.

Bestreichen Sie nun 2 der Brote je mit der Hälfte der Masse und setzen Sie sie so aufeinander, dass der Aufstrich des oberen Brotes nach oben zeigt. Darauf setzen Sie nun das 3. Brot.

Guten Appetit!

7. Würziges Nordsee – Rührei

ca. 15 Min. Arbeitszeit

Zutaten (1 Portion)
125 g Fenchel
1 Stiel frischer Dill
2 mittelgroße Eier
2 EL Milch
70 g TK – Nordseekrabben
1 EL Olivenöl
Salz
Pfeffer

Zubereitung
Den Fenchel putzen, waschen und fein hacken.

Danach den Dill waschen, abzupfen und ebenfalls fein hacken.

Die Nordseekrabben geben Sie nun in eine Pfanne mit dem Olivenöl und braten sie solange, bis sie leicht bräunlich werden. Dann die Eier hineinschlagen und unter Rühren stocken lassen. Milch untermengen, das Rührei fertig braten und dann mit Salz und Pfeffer abschmecken.

Guten Appetit!

Mittagessen

1. Scharfe Kürbis – Zucchini – Cremesuppe

ca. 40 Min. Arbeitszeit

Zutaten (1 Portion)
50 g Zucchini
175 g Butternuss – Kürbis
½ rote Chilischote (frisch)
10 g Erdnuss – Kerne
1 kleines Stück Ingwer (ca. 3 mm – Scheibe)
150 ml Gemüsebrühe
100 ml Kokosmilch aus der Dose

Zubereitung
Waschen und schneiden Sie den Kürbis und die Zucchini in mundgerechte Würfel. Den Kürbis kochen Sie mit der Gemüsebrühe weich und pürieren das Ganze dann grob.

Die Chilischote hacken und unterrühren, die Zucchini ebenfalls hinzugeben und dann alle weiteren Zutaten einrühren.

Unter häufigem Rühren lassen Sie das Ganze nun zusammen mit dem Ingwer – Stück noch etwa 10 Minuten lang, bei mittlerer Hitze, köcheln. Danach entnehmen Sie den Ingwer, hacken ihn fein und geben ihn am Ende mit den Erdnüssen auf die angerichtete Suppe.

Guten Appetit!

2. Kalbsfilets auf Früchte – Bett an weißer Zitronensauce

ca. 35 Min. Arbeitszeit

Zutaten (1 Portion)
1 Orange
1 Kiwi
3 Kalbsfilets (ca. 150 g)
Saft einer Zitrone
2 EL Frischkäse
100 ml Milch
1 EL Olivenöl
1 rote Zwiebel
Salz
Pfeffer

Zubereitung
Schälen Sie Kiwi und Orange, um sie dann in dünne Scheiben zu schneiden.

Danach schälen Sie die Zwiebel und schneiden sie in feine Halbringe.

In einer Pfanne erhitzen Sie das Olivenöl und geben anschließend Zwiebel, Kiwi und Orange hinein. Die Obstscheiben müssen Sie auf ein paar Mal, von beiden Seiten, leicht anbraten.

Danach braten Sie das Kalbsfilet in dieser Pfanne

durch, bis zu Ihrem Wunsch – Grad. Bei Bedarf können Sie noch etwas Olivenöl nachgeben.

In einem kleinen Topf rühren Sie nun die Milch mit dem Frischkäse und dem Zitronensaft zusammen. Benutzen Sie dazu einen Schneebesen, um den Frischkäse richtig verquirlen zu können. Unter Rühren aufkochen lassen und mit Salz sowie Pfeffer abschmecken.

Die gebratenen Obstscheiben legen Sie zusammen mit den Zwiebelringen auf einem Teller aus und geben darauf die Filets. Darüber geben Sie zum Schluss die Zitronensauce.

Guten Appetit!

3. Leicht gesüßtes Linsen – Avocado – Curry

ca. 30 Min. Arbeitszeit

Zutaten (1 Portion)
50 g gelbe Linsen
1 Schalotte
1 Knoblauchzehe
1 Karotte
½ Avocado (reif)
½ EL Sonnenblumenöl
125 ml Gemüsebrühe
125 ml Kokosmilch
¼ TL Currypulver
¼ TL Kurkuma
Salz
Pfeffer

Zubereitung
Schälen Sie die Schalotte, die Knoblauchzehe und die Karotte, um alles danach in feine Würfel zu schneiden.

In einer großen Pfanne dünsten Sie diese Zutaten im Olivenöl an, bis sie glasig sind.

Anschließend löschen Sie mit Kokosmilch und Gemüsebrühe ab und vermengen alles gut miteinander. Unter Rühren aufkochen lassen und dann die Linsen hineingeben.

Halbieren Sie die Avocado, entfernen Sie den Kern und lösen Sie das Fruchtfleisch der einen Hälfte heraus. Die andere Hälfte im Kühlschrank, in einem geschlossenen Gefäß, mit Kern aufbewahren und innerhalb der nächsten 12 Stunden auf essen, sodass die Avocado noch frisch ist.

Das weiche Fruchtfleisch zerdrücken Sie nun mit einer Gabel grob. Nach 15 Minuten köcheln, auf mittlerer Hitze und unter häufigem Rühren, sollten die Linsen durch sein. Es kann gewürzt und angerichtet werden.

Die Avocado kommt obendrauf, in die Mitte der Portion.

Guten Appetit!

4. Kabeljau auf Gemüsepfanne

ca. 25 Min. Arbeitszeit

Zutaten (1 Portion)
1 Kabeljau - Filet
1 Zucchini
1 große Karotte
1 EL Kartoffelmehl
2 EL Frischkäse
50 ml Gemüse - oder Kraftbrühe
2 EL Olivenöl
½ TL Kurkuma
½ TL Dill (getrocknet)
Salz
Pfeffer

Zubereitung
Schälen Sie die Karotte, waschen Sie die Zucchini und schneiden Sie beides in dünne Scheiben.

Danach geben Sie die Karotte mit einem Esslöffel Olivenöl in eine große Pfanne. Sobald die Karotte beginnt, bissfest zu werden, geben Sie die Zucchini hinzu.

Nebenher nehmen Sie eine zweite Pfanne her und braten darin den Kabeljau im restlichen Öl von beiden Seiten durch.

Zum Gemüse geben Sie nun Dill, Kurkuma, Frischkäse, Kartoffelmehl und Brühe. Gut vermengen und dann mit Salz und Pfeffer abschmecken. Nach etwa weiteren 5 Minuten, auf mittlerer Hitze, sollte alles fertig sein.

Das Gemüse auf einen Teller geben und den Fisch darauf platzieren.

Guten Appetit!

5. Gemüseknödel mit Reis an Gewürzsauce

ca. 30 Min. Arbeitszeit

Zutaten (1 Portion)

1 mittelgroße Kartoffel
1 mittelgroße Karotte
5 EL Milch
2 EL Kräuter - Frischkäse
¼ TL Stärke
60 g Basmati - Reis (Gewicht roh)
3 EL Sojasauce
5 EL Gemüsebrühe
Salz
Pfeffer

Zubereitung

Kartoffel und Karotte schälen sowie in kleine Würfel schneiden. Diese Würfel kochen Sie nun in klarem Wasser gar. Sie sollten gut weich sein.

Nebenher kochen Sie schon mal den Reis nach Packungsanweisung gar.

Sobald das Gemüse seinen Garpunkt erreicht hat, gießen Sie es ab und geben es auf ein Brettchen. Daneben platzieren Sie eine Schale, in der Sie den Frischkäse mit 2 Esslöffeln Milch vermengen. In diese Masse kneten Sie nun die Stärke sowie die Gemüsewürfel. Mengen Sie etwas Salz und Pfeffer unter.

Wenn Sie es geschafft haben, einen Knödel daraus zu formen, dann platzieren Sie diesen auf einem Teller. Um den Knödel herum geben Sie den Reis, schließen ihn quasi im Reis ein.

Zu guter Letzt vermengen Sie die Sojasauce, den restlichen Frischkäse und die Gemüsebrühe miteinander. In der Mikrowelle erwärmen und dann mit Salz sowie Pfeffer abschmecken. Über das Gericht geben, und fertig ist das Ganze.

Guten Appetit!

6. Der gesunde Milchreis, mit heißen Himbeeren

ca. 25 Min. Arbeitszeit

Zutaten (1 Portion)
250 g Konjak - Reis
150 ml Milch
½ TL Konjak - Mehl
2 EL Honig
Mark einer halben Vanille - Schote
½ TL Zimt
100 g TK - Himbeeren

Zubereitung
Geben Sie den Konjak - Reis in ein Sieb und spülen Sie ihn gut mit kaltem Wasser durch.

In einer Schüssel vermengen Sie das "Mehl" mit der Milch, mit Hilfe eines Schneebesens.

Nun nehmen Sie einen ausreichend großen Topf her und geben Mehl - Milch - Gemisch und den Reis zusammen hinein. Gut vermengen und dann auf mittlere Hitze bringen, auf der Sie den Milchreis etwa 3 Minuten vor sich hin köcheln lassen. Sollte das Ganze danach noch nicht Ihre Wunsch - Konsistenz erreicht haben, können Sie es auch gerne noch länger köcheln lassen.

Geben Sie am Ende Vanillemark, Zimt und einen Esslöffel Honig hinein. Gut verrühren und vom Herd ziehen. Deckel drauf und stehen lassen.

In einem anderen Topf erhitzen Sie nun die gefrorenen Himbeeren unter Rühren so lange, bis sie flüssig und warm sind. Gerne können sie aber auch heiß sein. Wie Sie möchten. Mit dem restlichen Honig verfeinern.

Den Milchreis geben Sie in einen tiefen Teller und verteilen die Himbeeren obendrauf.

Guten Appetit!

7. Gesunde Waffeln mit exotischem Mus

ca. 15 Min. Arbeitszeit

Zutaten (1 Portion)
3 gehäufte EL gemahlene Mandeln
3 gehäufte EL feine Haferflocken
2 gehäufte EL Kokosraspeln
1 mittelgroßes Ei
4 EL Milch
1 reife Banane
4 große Erdbeeren
1 EL Kokosmus
1 EL vegane Nutella (z.B. Bionella)

Zubereitung
Schälen und schneiden Sie die Banane in grobe Stücke und vermengen Sie diese mit den Mandeln, den Haferflocken, dem Ei, den Kokosraspeln und der Milch. Entweder mixen oder pürieren, bis ein homogener Teig entstanden ist.

In einem Waffeleisen backen Sie diesen nun aus. Es müssten zwei ordentlich große Waffeln herauskommen.

Nebenher entstrunken und waschen Sie einfach die Erdbeeren und vermengen sie mit allen restlichen Zutaten. Ebenfalls mixen oder pürieren, und fertig ist das Mus.

Die Waffeln auf einem Teller platzieren und mit dem Mus toppen.

Guten Appetit!

Abendessen

1. Gemischter Salat mit Hack

ca. 20 Min. Arbeitszeit

Zutaten (1 Portion)
100 g gemischtes Hackfleisch
1 kleines Romana - Salatherz
100 g Feldsalat
50 g Rucola
1 große Schalotte
4 Radieschen
10 kleine Mozzarellakugeln
1 TL Butter
1 EL Olivenöl
5 EL Altmeister - Essig
5 EL Wasser
2 Spritzer Maggi
Salatkräuter
Salz
Pfeffer

Zubereitung
Schälen und schneiden Sie die Schalotte in dünne Ringe.

Geben Sie die Butter in eine Pfanne und braten Sie Schalotten sowie Fleisch darin an, bis das Hack krümelig ist.

In einer Schüssel vermengen Sie die Salate, natürlich gewaschen, geputzt und ggf. zerkleinert, miteinander.

Radieschen abzupfen, waschen und halbiert hinzugeben.

Dazu kommen nun noch die Mozzarellakugeln und das Hackfleisch.

In einem hohen Behältnis rühren Sie die Salatsauce aus Öl, Essig, Wasser und Maggi an. Schmecken Sie mit Salz, Pfeffer und Salatkräutern ab.

Alles gut vermengen, und anrichten.

Guten Appetit!

2. Glasnudelsalat

ca. 20 Min. Arbeitszeit

Zutaten (1 Portion)
1 kleine Schalotte
1 kleine Knoblauchzehe
¼ Salatgurke
1 große Möhre
1 EL Sojasauce
1 EL getrockneter Koriander
2 Spritzer Limettensaft
1 EL vegane Pflanzencreme
ca. ½ TL Honig
2 EL Sonnenblumenöl
60 g Glasnudeln
Salz
Pfeffer

Zubereitung
Schälen und schneiden Sie Schalotte, Knoblauch und Möhre in dünne Ringe bzw. Scheiben. Geben Sie alles zusammen mit der Pflanzencreme in eine Pfanne und erhitzen Sie es unter Rühren. Heben Sie den Honig unter und schmecken Sie mit Salz und Pfeffer ab.

Setzen Sie einen Topf mit Wasser an und bringen Sie dieses zum Kochen.

Verquirlen Sie Öl, Limettensaft, Koriander und Sojasauce zu einem Dressing und stellen Sie dieses Zur Seite. Mit Salz und ein wenig Honig abschmecken.

Wenn das Wasser kocht, schalten Sie auf schwache Hitze und geben die Glasnudeln für etwa 3 Minuten hinein. Danach abgießen und abschrecken.

In einer Schüssel vermengen Sie nun einfach alle Zubereitungen bzw. Zutaten miteinander.

Guten Appetit!

3. Kresse - Rucola - Salat mit Knoblauch - Croutons und Räuchertofu

ca. 20 Min. Arbeitszeit

Zutaten (1 Portion)
100 g Räuchertofu
80 g Kresse
100 g Rucola
1 Vollkorn - Brot
1 Knoblauchzehe
1 TL Knoblauchöl
1 TL Olivenöl
5 EL dunkler Balsamico
5 EL Wasser
3 Spritzer Maggi
frischer Basilikum
Salatkräuter
Salz
Pfeffer

Zubereitung
Schneiden Sie Tofu und Brot in mundgerechte Würfel und geben Sie sie mit dem Knoblauchöl in eine Pfanne.

Den Knoblauch schälen und schneiden Sie in feine Würfel. Ebenfalls in die Pfanne geben.

Braten Sie beide Zutaten nun so lange, bis sie Croutons knusprig sind. Danach geben Sie sie auf ein Küchentuch.

Zwischenzeitlich kümmern Sie sich um den grünen Salat und das Dressing. Waschen Sie Kresse und Rucola gründlich und vermengen Sie sie dann in einer Schüssel.

In einem hohen Behältnis bereiten Sie das Dressing vor, indem Sie einfach Olivenöl, Balsamico, Maggi und Wasser verquirlen. Abschmecken mit Salz, Pfeffer, Salatkräutern und Basilikum. Letzteren waschen und schneiden Sie in dünne Streifen. Behalten Sie 2 Blätter zurück, um nachher mit ihnen garnieren zu können.

Geben Sie den Salat mit der Salatsauce in einen Teller oder eine Schale und verteilen Sie die gerösteten und gebratenen Zutaten darauf. Zum Schluss die zwei Basilikumblätter in die Mitte geben.

Guten Appetit!

4. Chinakohl und Zuckerhut mit Jakobsmuscheln an French – Dressing

ca. 15 Min. Arbeitszeit

Zutaten (1 Portion)
100 g Chinakohl
100 g Zuckerhut
6 Jakobsmuscheln
1 EL Sesamöl
1 Eigelb
2 EL neutrales Öl
1 Knoblauchzehe
1 TL Dijonsenf
1 EL Weißweinessig
70 ml Schlagsahne
Cayennepfeffer

Zubereitung
Waschen und schneiden sie die Salate in mundgerechte Stücke. Am besten in dünne Streifen. Vermengen Sie sie in einer Schale.

Danach braten Sie die Muscheln im Sesamöl von beiden Seiten goldbraun und bestücken den Salat mit ihnen.

In einem hohen Gefäß verquirlen Sie die Zutaten für die Sauce, also alle restlichen, mit einem Schneebesen und schmecken mit Cayennepfeffer ab. Jet7t einfach über den Salat geben.

Guten Appetit!

5. Überbackene Avocado – Schiffchen

ca. 10 Min. Arbeitszeit, ca. 20 Min. Wartezeit

Zutaten (1 Portion)
1 harte Avocado (nicht zu reif)
2 mittelgroße Eier
1 Scheibe Lachs (Brotbelag)
4 EL geriebener Parmesan
Salz
Pfeffer

Zubereitung
Hierfür halbieren Sie einfach die Avocado und entfernen den Kern.

Höhlen Sie die Hälften ein wenig aus, um sie füllen zu können. Das herausgenommene Fruchtfleisch verarbeiten Sie trotzdem mit. Also aufheben. Damit die Avocado - Schiffchen auch stehen, flachen Sie sie unten ein wenig ab. Schneiden Sie einfach ein Stück weg.

Schneiden Sie den Lachs in dünne Streifen und füllen Sie die Hälften zu etwa gleichen Teilen damit. Auf den Lachs schlagen Sie nun je ein Ei und würzen das Ganze schon mal ein wenig mit Salz und Pfeffer.

Darauf verteilen Sie nun je 2 Esslöffel Parmesan. Nochmal würzen und ab in den Ofen. Bei 180°C

(Umluft) etwa 15 bis 20 Minuten lang backen lassen. Der Käse sollte eine schöne Farbe angenommen haben.

Guten Appetit!

6. Zweierlei mediterrane Sandwiches

ca. 20 Min. Arbeitszeit

Zutaten (1 Portion)

4 Scheiben Vollkorn - Toastbrot
1 EL schwarze Oliven (ohne Stein)
1 EL grüne Oliven (ohne Stein)
1 getrocknete Tomate
4 EL Frischkäse (Natur)
1 dünne Scheibe Taleggio (ital. Käse)
Getrockneter Oregano
Salz
Pfeffer
Material: Sandwichtoaster

Zubereitung

Für die beiden verschiedenen Füllungen geben Sie je 3 Esslöffel Frischkäse in eine Schale. Dann zerstampfen Sie die Oliven, die Sorten getrennt voneinander, in einem Mörser grob. Je eine Sorte kommt in eine Schale.

Dann hacken Sie die Tomate fein und heben sie unter die Grüne - Oliven - Masse.

Die andere Masse bereichern Sie mit dem Taleggio, den Sie in fein gewürfelter Form untermengen.

Beide Massen für sich gut vermengen und mit

Salz, Pfeffer und Oregano abschmecken.

Je ein Toast bestreichen Sie nun mit je einer Masse. *Eventuell übriger Aufstrich kann gerne so als Brotaufstrich verwendet werden. Möglichst schnell aufbrauchen und im Kühlschrank aufbewahren.* Deckel, also die jeweils andere Scheibe, drauf und in den Sandwich - Toaster geben.

Immer wieder mal schauen, wie es aussieht.
Wenn das Toast goldbraun ist, ist es fertig.

Guten Appetit

7. Pumpernickeltaler mit Zwiebel - Creme auf Feta - Rucola – Bett

ca. 15 Min. Arbeitszeit

Zutaten (1 Portion)
10 Pumpernickeltaler
10 TL veganer Frischkäse
1 rote Zwiebel
100 g Feta
100 g Rucola
3 TL dunkle Balsamico - Creme
50 g Naturjoghurt (Vollfett)

Zubereitung
Schneiden Sie die geschälte Zwiebel kleine Würfel und geben Sie sie in eine zum Pürieren geeignete Schüssel.

Dort geben Sie noch den veganen Frischkäse hinzu und pürieren das Ganze zu einer feinen Masse. Bestreichen Sie nun jeden Taler mit je einem Teelöffel Zwiebelcreme.

Nehmen Sie einen großen flachen Teller her und geben Sie darauf den, natürlich gewaschenen, Rucola. Bröckeln Sie mit den Fingern den Feta darüber.

Auf diesem verteilen Sie die Balsamico - Creme und den Joghurt. Etwas unterheben und dann die Taler darauf platzieren.

Guten Appetit!

Snacks

1. Mit Tofu - Creme gefüllte Eier

ca. 10 Min. Arbeitszeit

Zutaten (1 Portion)
2 mittelgroße Eier
60 g Tofu (weich)
2 TL mittelscharfer Senf
Salz
Pfeffer

Zubereitung
Die Eier kochen Sie komplett hart.

Währenddessen geben Sie den Tofu in ein fürs Pürieren geeignetes Gefäß.

Die festen Eier schälen Sie dann, um sie zu halbieren und das Gelb zu entfernen. Dieses geben Sie zum Tofu. Genauso wie den Senf.

Pürieren Sie Tofu, Senf und Eigelb zu einer feinen Masse und schmecken Sie diese mit Salz sowie Pfeffer ab.

Mit einem Teelöffel füllen Sie nun die Mulden, in denen vorher noch das Eigelb war. Natürlich passt das nicht ganz, jedoch können Sie ruhig einen kleinen "Berg" entstehen lassen. Das sollen Sie sogar.

Guten Appetit!

2. Selbstgemachte Curry – Frühlingsrollen

ca. 40 Min. Arbeitszeit, ca. 15 Min. Wartezeit

Zutaten (1 Portion)
4 kleine Frühlingsrollen - Teigblätter
1 große Karotte
4 Frühlingszwiebeln
4 TL Sojasprossen
1 EL Sesamöl
Curry - Pulver
Salz
Pfeffer

Zubereitung
Schälen Sie die Karotte und waschen Sie die Frühlingszwiebel. Die Karotte raspeln Sie und die Frühlingszwiebeln schneiden Sie in ganz feine ringe.

Im Sesamöl in einer Pfanne dünsten Sie beides mit den Sojasprossen an. Auf mittlerer Hitze etwa 5 Minuten unter Rühren brutzeln lassen. Mit Salz, Pfeffer und Curry abschmecken.

Legen Sie dann die Teigblätter in Rautenform vor sich, sodass eine Spitze zu Ihnen zeigt. Dann verteilen Sie die Füllung aus der Pfanne gerecht auf die Blätter. Die Füllung sollte recht kompakt sein und nicht ganz mittig, sonder in der Mitte etwas nach bzw. zu Ihnen verschoben sitzen. Dann legen

Sie die zu Ihnen zeigende Ecke auf die Füllung und rollen Sie einmal ein, bis die beiden mittleren seitlichen Spitzen der Raute auf etwa der Höhe der Füllung sind. Diese klappen Sie nun ein, sodass sie mit gerollt werden. Dann kommen noch etwa zwei Umdrehungen bzw. bis nur noch eine Spitze nach Vorne schaut. Diese klappen Sie dann einfach ein, sodass sie auf der Rolle liegt und zu Ihnen zeigt.

Bei 200°C (Umluft) etwa 15 Minuten backen. Der Teig sollte goldgelb sein.

Guten Appetit!

3. Würziger Hüttenkäse

ca. 3 Min. Arbeitszeit

Zutaten (1 Portion)
200 g Hüttenkäse
½ Zitrone
Getrockneter Dill
Salz
Pfeffer

Zubereitung
Vermengen Sie einfach den Hüttenkäse mit den Saft der Zitrone und schmecken Sie mit Salz, Pfeffer und Dill ab.

Guten Appetit!

4. Müsli – Kugel

ca. 15 Min. Arbeitszeit, ca. 45 Min. Wartezeit

Zutaten (1 Portion)
1 EL gehackte Mandeln
1 EL gehackte Haselnuss
30 g getrocknete Feige (gehackt)
1 EL Butter
½ EL Ahornsirup
1 gehäuften EL zarte Haferflocken

Zubereitung
Schmelzen Sie die Butter mit dem Sirup und lassen Sie beides unter Rühren kurz aufkochen. Dann ziehen Sie die Pfanne oder den Topf vom Herd und mengen die Nüsse, die Haferflocken und die Feige unter.

Lassen Sie das Ganze nun so abkühlen, dass Sie es anfassen können. Dann formen Sie einen Ball bzw. eine große Kugel daraus, welche Sie für etwa 30 Minuten in den Kühlschrank legen.

Guten Appetit!

5. Frozen - Banana im Joghurt – Mantel

ca. 3 Min. Arbeitszeit, ca. 3 Stunden Wartezeit

Zutaten (1 Portion)
1 reife Banane
100 g Naturjoghurt
1 TL Honig

Zubereitung
Legen Sie die Banane auf ein Brettchen und vermengen Sie den Joghurt mit dem Honig.

Den Joghurt geben Sie nun gleichmäßig über die Banane, welche nun für ca. 3 Stunden, mitsamt dem Brettchen, in die Gefriere kommt.

Danach lösen Sie sie vorsichtig ab und richten sie nach Belieben an.

Guten Appetit!

6. Apfel - Salat mit Müsli – Crumble

ca. 10 - 15 Min. Arbeitszeit

Zutaten (1 Portion)
1 Apfel
2 TL Honig
4 EL Naturjoghurt
1 TL Kokosöl
3 EL Bircher Müsli

Zubereitung
Den Apfel einfach waschen, entkernen und in mundgerechte Stücke schneiden. Dann mit dem Joghurt und dem Kokosöl in einer Schale vermengen.

Das Müsli mit dem Honig in einer Pfanne erhitzen und ein wenig rösten. Aufpassen, dass nichts anbrennt. Das Crumble kommt dann über den Apfel - Salat.

Guten Appetit!

7. Erfrischender Früchte - Creme – Smoothie

ca. 5 Min. Arbeitszeit

Zutaten (1 Portion)
2 EL Sojajoghurt
150 ml Milch
1 Kiwi
1 TL Honig
2 Würfel gefrorene Mango
30 g gefrorene Himbeeren

Zubereitung
Halbieren Sie die Kiwi und entnehmen Sie das Fruchtfleisch. Dieses schneiden Sie nun grob klein und vermengen es mit der Milch und dem Joghurt in einem Gefäß, das fürs Pürieren geeignet ist.

Pürieren Sie das Ganze nun zu einem glatten Smoothie und geben Sie dann die gefrorenen Früchte mit dem Honig (in Fäden) als Topping obendrauf.

Guten Appetit!

Schlusswort

Sie sehen, dass es ein relativ komplexes, aber, wie ich finde, einleuchtendes und interessantes Thema ist. Mit den Informationen, die Sie nun intus haben, sollten Sie gut ausgerüstet und bereit für die Optimierung Ihres Stoffwechsels sein.

Denken Sie immer daran, dass das einzig wirklich Schwierige an der Änderung einer Gewohnheit die Umstellung ist. Ist die einmal überwunden, geht es in der Regel relativ leicht weiter. Und mit den leckeren Gerichten, die Ihnen die Rezepte hier bieten, werden Sie sicher auch nichts schmerzlich vermissen, wenn Sie sich erst einmal gewöhnt haben. Sogar Naschen und Snacken sind erlaubt. Ist alles eine Frage des Maßes und der Zusammensetzung.

Nutzen Sie die fachlichen und allgemeinen Informationen dieses Buches als Nährboden bzw. Grundlage und bauen Sie die Umsetzung der Tipps darauf auf. Und lassen Sie sich nicht entmutigen, wenn es mal nicht so klappt, wie Sie es sich vorstellen. Machen Sie einfach weiter und nehmen Sie Rückschläge als nützliche Erfahrung mit auf den Weg.

-Notizen-

-Notizen-

Haftungsausschluss

Die Benutzung dieses Buches und die Umsetzung der darin beschriebenen Informationen erfolgt auf eigenes Risiko. Der Verlag und auch der Autor können für etwaige Unfälle und Schäden jeder Art, aus keinem Rechtsgrund eine Haftung übernehmen. Haftungsansprüche gegen den Verlag und den Autor für Schäden ideeller oder materieller Art, die durch die Nutzung oder Nichtnutzung der Informationen verursacht wurden, sind grundsätzlich ausgeschlossen. Rechts- und Schadenersatzansprüche sind daher ausgeschlossen. Der Inhalt des Buches wurde unter größter Sorgfalt erarbeitet. Der Verlag und auch der Autor übernehmen keine Haftung für die Vollständigkeit, Richtigkeit und Aktualität des Inhaltes, auch nicht für Druckfehler. Die Wiedergabe von Handelsnamen, Warenbezeichnungen, Gebrauchsnamen usw. in diesem Werk berechtigt auch ohne besondere Kennzeichnung nicht zu der Annahme, dass Namen im Sinne der Warenzeichen- und Markenschutz-Gesetzgebung als frei zu betrachten wären und daher von jedem benutzt werden dürften. Für die Inhalte der verlinkten Seiten ist stets der jeweilige Anbieter oder Betreiber der Seite verantwortlich. Die verlinkten Seiten wurden zum Zeitpunkt der Verlinkung auf mögliche Rechtsverstöße überprüft. Rechtswidrige Inhalte waren zum Zeitpunkt der Verlinkung nicht erkennbar.

Impressum

ISBN: 9781719918442
1. Auflage

Kontakt: Michael Kubacki/ Lichtenbergerstr.6/ 45699 Herten
Coverfoto: ©hedgehog/123rf.com

41431679R00058

Printed in Poland
by Amazon Fulfillment
Poland Sp. z o.o., Wrocław